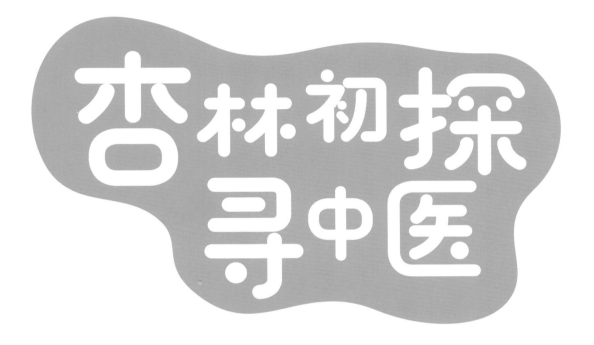

主编　阙湘苓　国　华

编委　（按姓氏笔画排序）
文心妍　沈金梦
张媛媛　郭燕玲

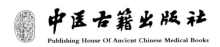

中医古籍出版社
Publishing House Of Ancient Chinese Medical Books

前 言

中医药学凝聚着深邃的哲学智慧和中华民族几千年的健康养生理念及其实践经验，是中国古代科学的瑰宝，也是打开中华文明宝库的钥匙。

青少年是中医文化继承和传播的未来和希望。用喜闻乐见的形式将中医文化传递给孩子们，让他们尽早接触中医、认可中医、喜爱中医，中医文化的传承才有根基。

本套书的作者来自天津中医药大学和中国中医科学院，他们既是中医从业者，又是年轻的父母。讲好中医故事是中医人的使命，给自己的孩子讲中医又多了一份亲情和责任。作者们从自身专业出发，又从为人父母的视角，用心在给自己的孩子们写好中医故事，讲好中医故事。应该说这不仅仅是一部中医故事读本，更是当代中医人对下一代的期望和爱……

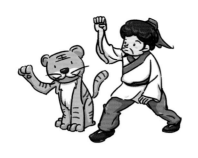

目　录

故事里的中医

——杏林与中医

※ 读一读

　　三国时有位名医董奉，医术十分高明。他为人治病不收钱，但要求治好的病人在他屋前种杏树，病重的种五棵，病轻的种一棵，多年之后，变成了一片杏林。董奉又在林中建了粮仓，每年杏熟的季节，病人用容器装多少粮食来，就可以装多少杏子去。这些用杏子换的粮食，用来接济需要帮助的穷困百姓。人们感激董奉精湛的医术和高尚的医德，写了"杏林春暖"的条幅挂在他家门口，"杏林"也逐渐成了中医药行业的代名词。

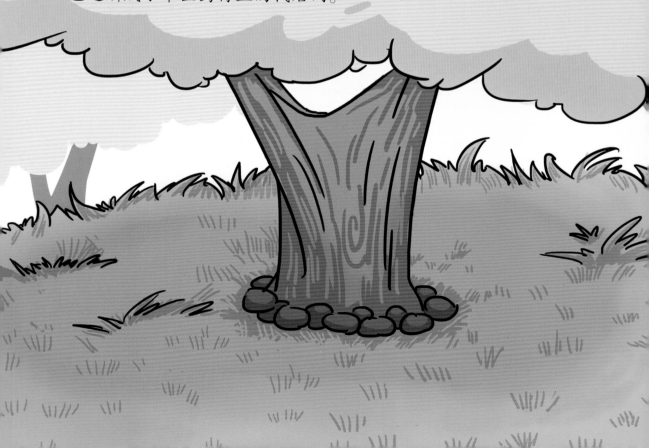

※读一读

俗话说："桃养人，杏伤人，李子树下埋死人。"杏味酸，不可多吃，容易腐蚀牙齿，诱发胃病。杏仁是常用的药食同源的物品，南杏仁又叫甜杏仁，常用来烹饪菜肴；北杏仁又叫苦杏仁，有小毒，常用来入药，可以止咳平喘、润肠通便。

※说一说

"虎守杏林春日暖，龙蟠橘井水泉香"。现在你知道"杏林春暖"的典故了，想听听"橘井泉香"的故事吗？

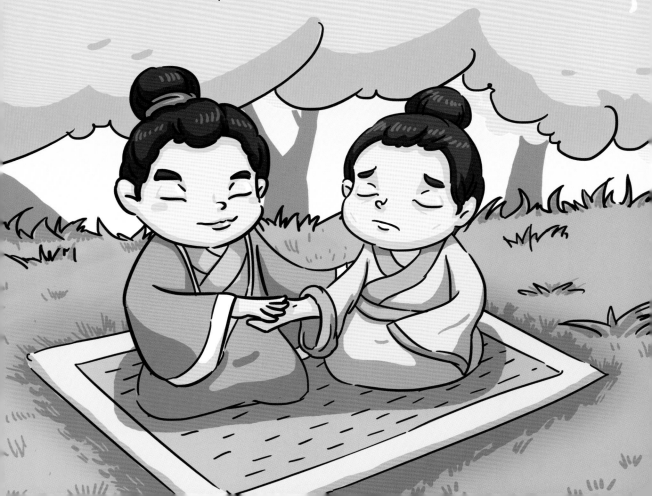

故事里的中医

——盘古开天地与阴阳

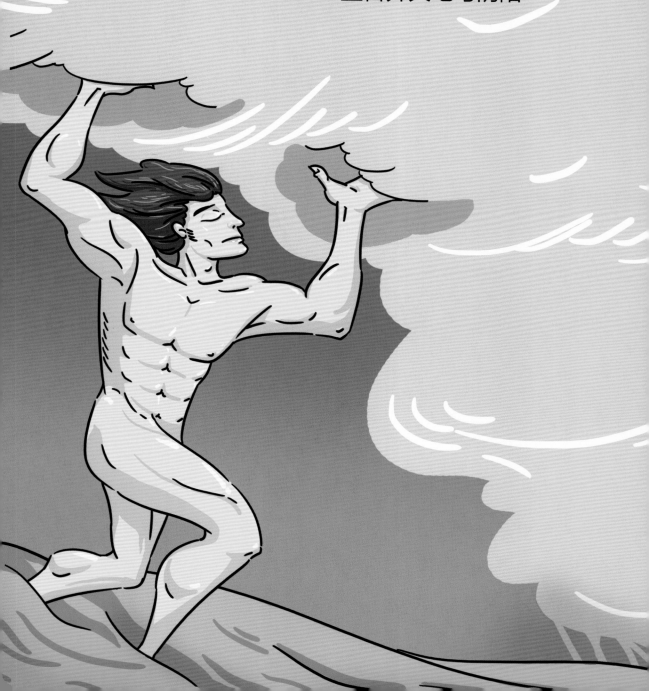

※ 读一读

很久很久以前，久到整个世界像一个大鸡蛋一样混沌一团，盘古在其中酣睡了一万八千年后醒来，发现周围一片漆黑，他抡起大斧头向黑暗劈去，一声巨响，"大鸡蛋"碎了，其中又轻又清的东西慢慢上升并渐渐散开，变成蓝色的天空；而那些厚重混浊的东西慢慢地下降，变成了脚下的土地。这就是盘古开天辟地的神话故事。

※ 读一读

阴阳好像是很抽象的概念，但其实一点都不难。凡是剧烈运动着的、外向的、上升的、温热的、明亮的，都属于阳。相对静止着的、内守的、下降的、寒冷、晦暗的，都属于阴。阴阳是一对密不可分的好朋友，比如天和地，天气轻清为阳，地气重浊为阴；水和火，水寒凉而润下为阴，火炎热而向上为阳。

※ 说一说

你现在能分得清阴与阳了吗？我来考考你，白天与夜晚，运动与静止，上与下哪个是阴，哪个是阳？

故事里的中医

——神农尝百草的传说

※ 读一读

中国人称自己为炎黄子孙，即炎帝和黄帝的后代。炎帝是传说中的太阳神，主管农业和医药，他教我们的祖先认识五谷、耕种土地，所以又叫神农氏。长着人身牛头的神农生活的远古时期，人们吃野草，喝生水，食用树上的野果子，吃地上爬行的小虫子，所以常常生病、中毒或受伤，最后无药可救而死去。神农非常忧心，他决定尝遍所有的植物，来确定哪些是可以食用的食物，哪些是可以治病的药物，哪些是能够致命的毒物。后来，神农因误尝断肠草，来不及服解药死去了。"神农尝百草"只是个传说。小朋友们，"是药三分毒"，我们可不要随便品尝药物哦！

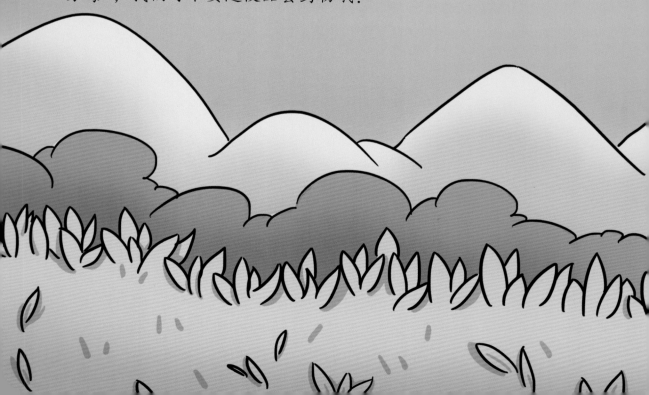

※ 读一读

　　《神农本草经》可不是神农写的，是秦汉时期很多医生搜集、整理、总结当时的药物学实践经验集合而成的。它是我国现存最早，也是明代李时珍《本草纲目》问世之前，最具影响力的一本药学专著。书中记载了365种药物，分为上、中、下三品。上品120种，用来滋补强壮，如人参、大枣、甘草等；中品120种，用来防病治病，如百合、当归、麻黄等；下品125种，用来以毒攻毒，如大黄、乌头、巴豆等。

※ 说一说

　　你都知道哪些中药呢？你观察过它们长什么样子吗？

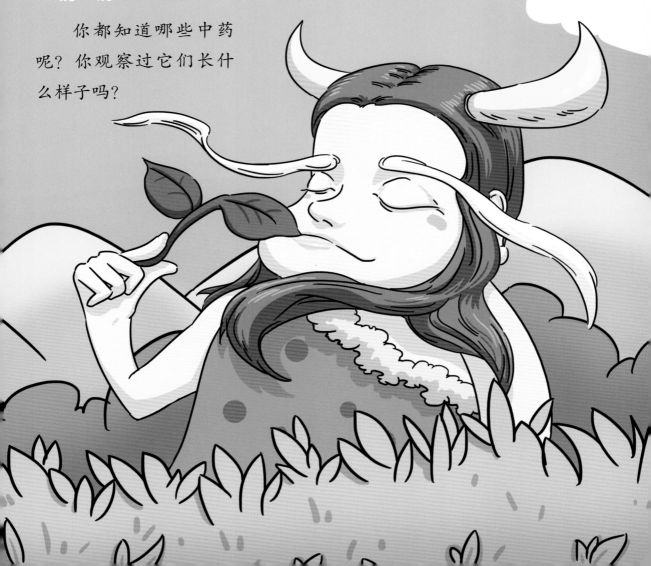

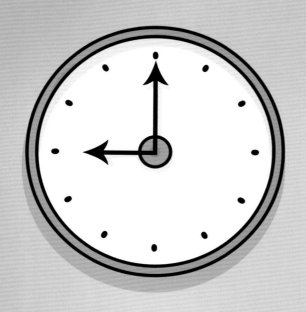

生活里的中医

——为什么要做眼保健操？

"眼保健操现在开始！"伴随着清脆的指令，你已经开始了中医经络穴位和推拿的启蒙。眼保健操的灵感来源于中医，就是通过刺激眼睛周边的穴位，比如睛明穴、四白穴、太阳穴、头部督脉穴、耳垂眼穴等促进眼部及头部的血液循环，达到明亮双眼、缓解压力、提神醒脑的作用。最有趣的是其中"脚趾抓地"的动作，不仅可以刺激足底反射区的"头部"和"眼部"，新颖的方式也使小朋友感到很有意思。

※ 读一读

　　明眸善睐、炯炯有神都是形容眼睛明亮的成语。眼睛是心灵的窗户，但随着电子产品的普及和课业的增加，小朋友用眼强度逐渐加大，很多"心灵的窗户"都架起了小眼镜，我国青少年目前近视率高居世界第一，小朋友们一定要放下手机、平板电脑，关掉电视，注意看书、写字的姿势，保护好眼睛哦。

※ 说一说

　　你能准确地找到自己的睛明穴、四白穴、太阳穴、风池穴吗？

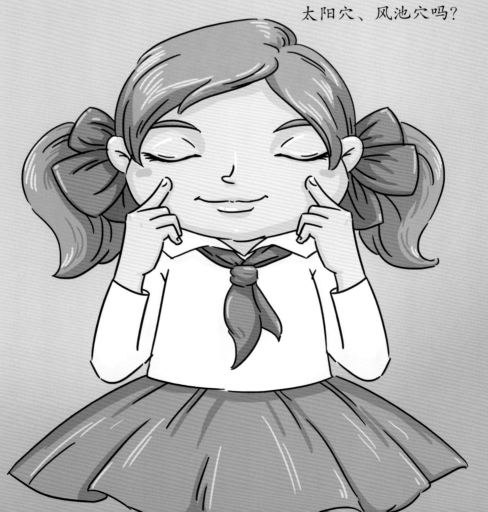

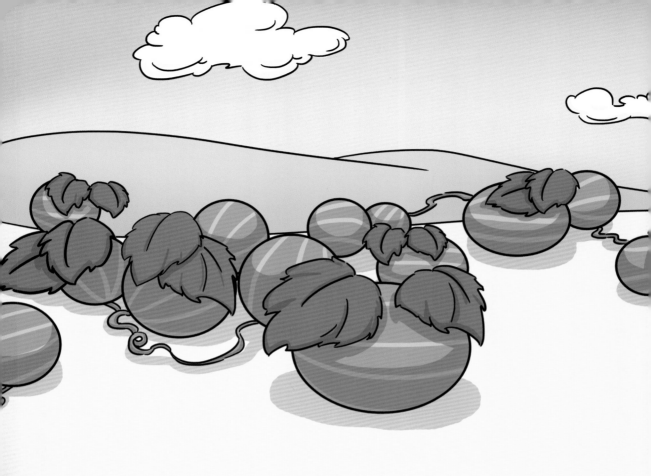

生活里的中医

——西瓜解渴的奥秘

※ 读一读

　　"青青西瓜有奇功，溽暑解渴胜如冰，甜汁入口清肺腑，玉液琼浆逊此公。"这首小诗对西瓜可谓赞不绝口。每到炎炎夏日，家家户户必不可少的解暑佳品非它莫属。可是，你知道西瓜皮也是一味中药吗？它有一个好听的名字——西瓜翠衣，很多古籍中都有记载，能够清热解暑、生津止渴，生吃、炒食、做汤都可以，下次吃西瓜时不要再扔掉了。

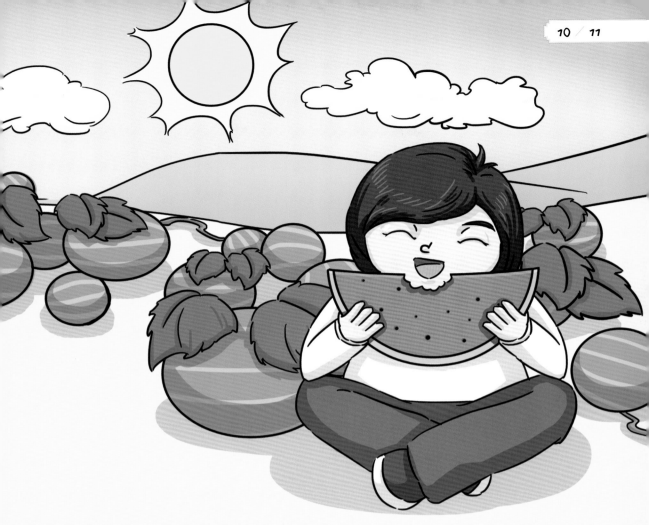

※ 读一读

　　烈日炙烤下，西瓜进入成熟期。为了抵御太阳照射的高温，西瓜具备了寒凉的特性，这是适应环境形成的，又叫"抗逆性"。同样具有"抗逆性"的还有中药附子，它喜欢生长在温暖、湿润、向阳的环境中，十分耐寒，这些使得附子具有大辛大热的药性，能够补火助阳，救治四肢逆冷、阳气衰微的病人。

　　※ 说一说

　　除了西瓜，你还知道什么可以解渴？听过"望梅止渴"的故事吗？

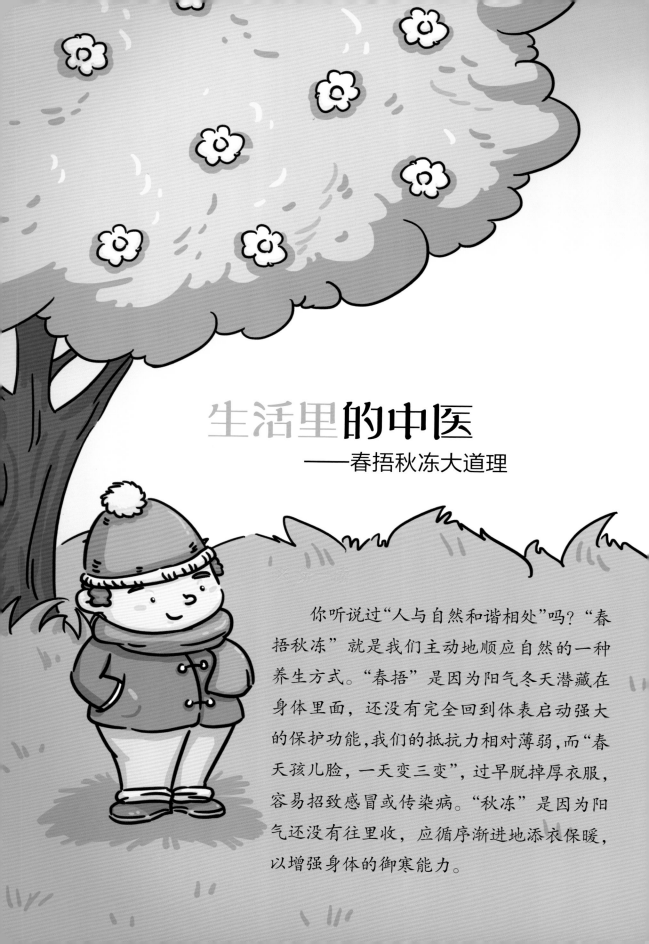

生活里的中医
——春捂秋冻大道理

你听说过"人与自然和谐相处"吗？"春捂秋冻"就是我们主动地顺应自然的一种养生方式。"春捂"是因为阳气冬天潜藏在身体里面，还没有完全回到体表启动强大的保护功能，我们的抵抗力相对薄弱，而"春天孩儿脸，一天变三变"，过早脱掉厚衣服，容易招致感冒或传染病。"秋冻"是因为阳气还没有往里收，应循序渐进地添衣保暖，以增强身体的御寒能力。

※ 读一读

　　"若要小儿安，三分饥与寒"，这句老话儿是明代医生万全说的。小朋友天生脏腑娇嫩，肺脾不足，所以生病主要是感冒、咳嗽等呼吸系统问题或者消化不良、积食等消化系统问题。如果吃得太饱，胃肠道就像一台高负荷运转的机器，时间一长会不堪重负。如果穿得过暖，动力十足整天汗渍渍的小朋友，毛孔处于张开状态，就好像毛衣到处都是孔隙，一出汗一脱衣一阵风，就中招感冒了。

※ 说一说

　　你"春捂秋冻"了吗？你还知道哪些养生的小方法？

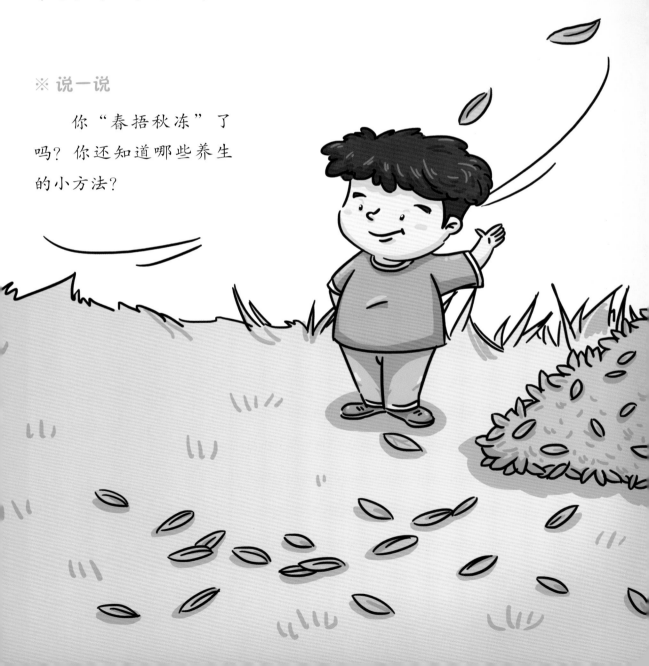

课本里的中医
——金木水火土，一个古老的学说

五行，听起来是不是特别天马行空？其实，就是把宇宙万物划分为木、火、土、金、水五种性质的事物。凡是具有生长、升发、条达特点的，属于木，如春天。凡是具有温热、上升、光明特点的，属于火，比如红色。凡是具有生化、承载、受纳特点的，属于土，比如甜味。凡是具有沉降、肃杀、收敛特点的，归属于金，比如秋天。凡是具有滋润、寒凉、闭藏特性的，归属于水，比如寒冷。

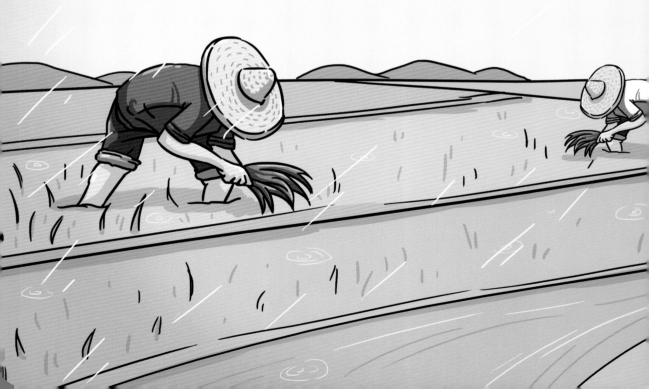

※ 读一读

　　中医用五行来解释人体，以及人体与自然界的关系。比如脾胃有储存、消化、吸收食物让身体健康成长的作用，就好像土地能孕育庄稼一样，所以脾胃在五行上归属到土。夏天天气炎热，就像火的特点一样，所以夏天在五行上归属到火。

※ 说一说

　　你知道五味"酸、苦、甘、辛、咸"和五色"青、赤、黄、白、黑"分别属于五行中的哪一行吗？

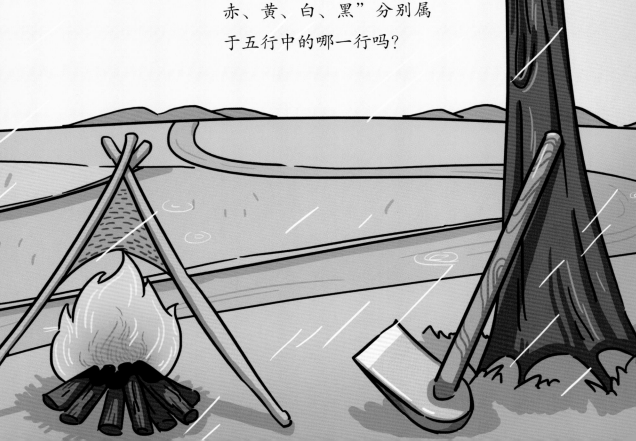

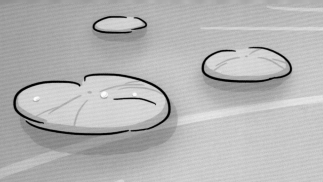

课本里的中医

——荷叶圆圆，你知道荷叶可以治病吗？

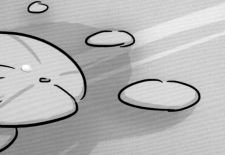

※ 读一读

"接天莲叶无穷碧，映日荷花别样红"描写的是美丽的荷塘风光。圆圆的荷叶除了观赏，餐桌和药房也常见它的身影。因荷叶清香，增味解腻，可用来包菜肴或熬粥，如荷叶糯米鸡、荷叶饭、荷叶粳米粥等。荷叶还可以清热解暑、凉血止血、降血压、降血脂，是茶杯中常沏的中草药。

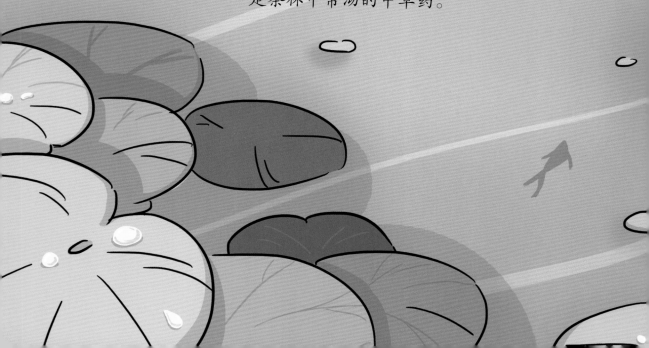

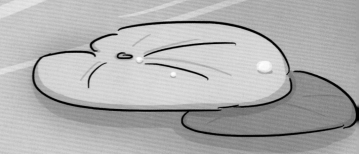

※ 读一读

　　莲"出淤泥而不染，濯清涟而不妖"，全身都是宝。除了荷叶，还有莲须、莲蓬、荷柄、莲子肉、莲子心、藕、藕节等都是中药。莲子肉养心安神、健脾止泻，脾胃虚弱少不了它；莲子心清心降火，口角生疮最合适。

※ 说一说

你吃过哪些用荷叶、莲子或莲藕做的美食呢？

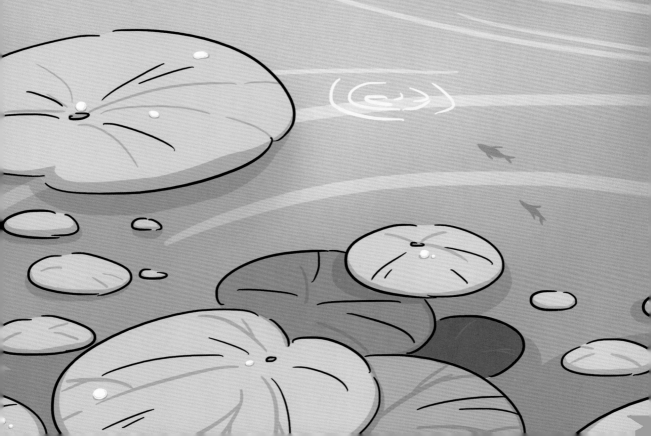

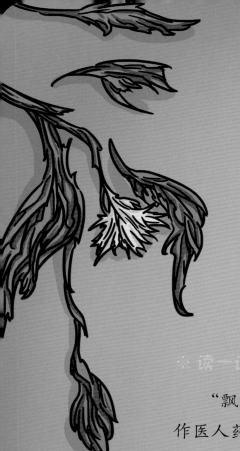

课本里的中医

——植物妈妈有办法，你知道蒲公英、苍耳可以治病吗？

※ 读一读

　　"飘似羽，逸如纱，秋来飞絮赴天涯。献身喜作医人药，无意芳名遍万家。"这首小诗描写的是什么植物，小朋友们猜出来了吗？它就是头顶绒球、随风飘散、落地发芽的蒲公英。蒲公英是备受欢迎的一种药食两用的时令野菜，可以生吃、炒食、做汤，还可以泡茶、入药。可不要小看了它的作用，它能清热解毒，消肿散结，利尿通淋，治疗痈肿疮毒，防治炎症感染，尤其是令妈妈们痛苦不堪的乳腺炎，无论外敷还是内服，都十分有效。

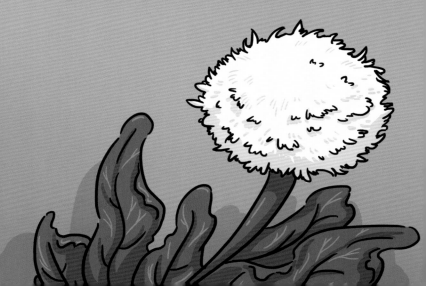

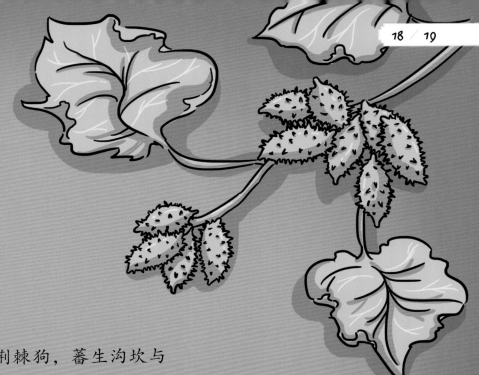

※ 读一读

　　"绿翠掩身荆棘狗，蕃生沟坎与田头。昔年娘亲纺繻锤，儿戏衣衫带刺钩。"这首小诗提到的荆棘狗又叫苍耳子，中医用它来治疗流鼻涕不止、头痛、风湿疼痛等。可是，这个在荒野路边草地上经常见到，特别喜欢勾在衣服上的小刺头是有毒的，小朋友一定不要去碰。如果不小心中毒了，要大量喝糖水，马上去医院。

※ 说一说

　　蒲公英、苍耳子是田野中常见的植物，你认识它们吗？知道它们可以入药吗？

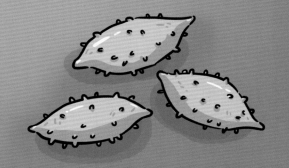

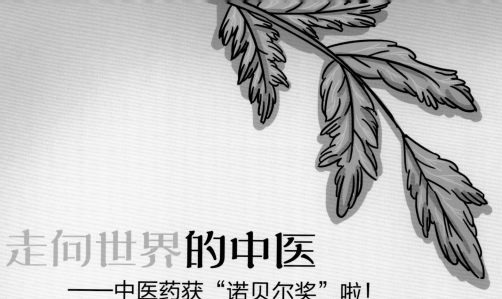

走向世界的中医
——中医药获"诺贝尔奖"啦!

※ 读一读

　　诺贝尔奖每年在全世界奖励物理、化学、生理或医学、文学、和平五个领域做出重大贡献的人,是科学界地位最高的荣誉。中国中医科学院屠呦呦研究员因为发现一种用于治疗疟疾的药物青蒿素,挽救了全世界特别是发展中国家数百万人的生命,获得2015年诺贝尔生理或医学奖。这是我国第一位获得诺贝尔科学奖项的本土科学家。

　　疟疾是感染疟原虫引起的一种可怕的传染病,在青蒿素发现之前没有特效药。屠呦呦团队在收集2000多个方药基础上,对200多种中药进行实验研究,历经380多次失败,终于在1971年成功提取出能100%战胜疟原虫的"东方神药"青蒿素。

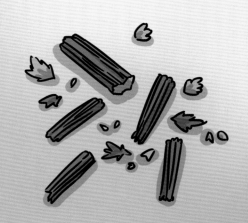

※ 读一读

　　屠呦呦领奖演讲的题目是《青蒿素的发现：传统中医献给世界的礼物》。她说："当年我面临研究困境时，又重新温习中医古籍，进一步思考东晋葛洪《肘后备急方》有关'青蒿一握，以水二升渍，绞取汁，尽服之'的截疟记载。这使我联想到提取过程可能需要避免高温。"面对世界性的疟疾难题，流传千载的中国古代医书，给了现代科研人员以关键的启示。

※ 说一说

　　你知道除了青蒿，走向世界的中药还有哪些吗？

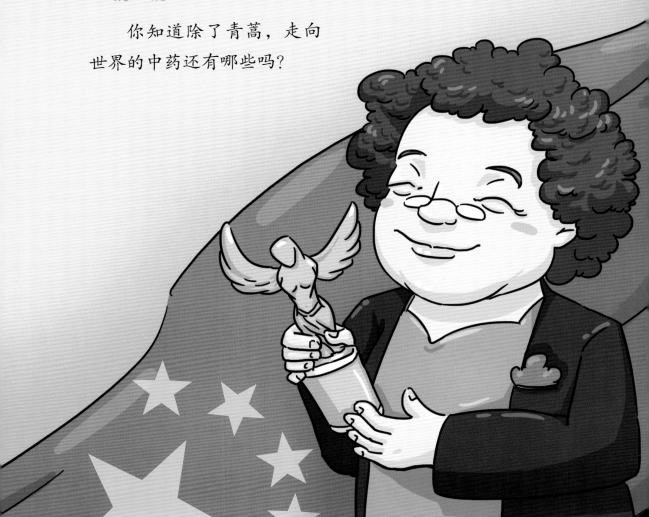

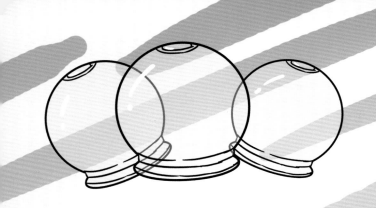

走向世界的中医
——奥运会上的"中国印"！

※ 读一读

在 2016 年奥运会上，美国游泳名将"飞鱼"菲尔普斯右肩处一堆奇怪的紫色圆形印记引起了全世界的关注，这是什么炫酷的纹身？好奇的媒体称之为"神秘的东方印记"，认为可以有效地帮助身体恢复伤痛、放松肌肉。许多外国朋友都"跃跃欲试"，拔罐又一次进入世界媒体的眼中。

※ 读一读

　　拔罐疗法在我国历史悠久，老少皆宜，古代称为"角法"，因为最早用兽角作为工具，现在逐步发展为竹罐、玻璃管、陶瓷罐等。它是利用燃烧、抽气等方法，使罐内产生负压，吸附于皮肤上，局部瘀血或出血，以达到畅通气血、预防或治疗疾病的目的。

※ 说一说

　　你见过或尝试过拔罐吗？越来越多的外国朋友为中医药点赞，你有什么感想？

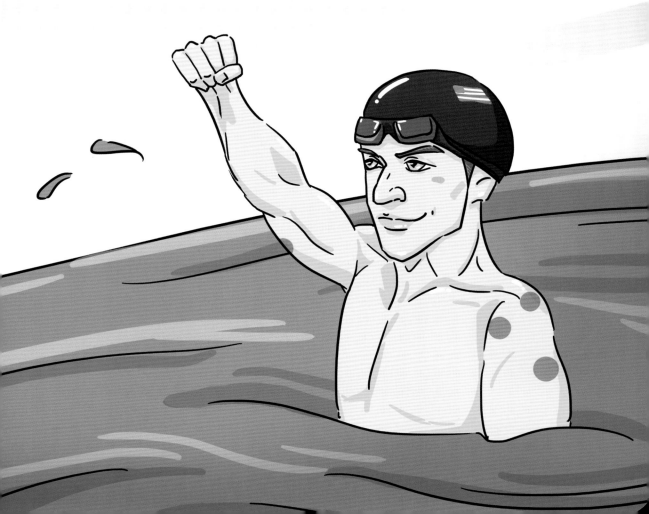

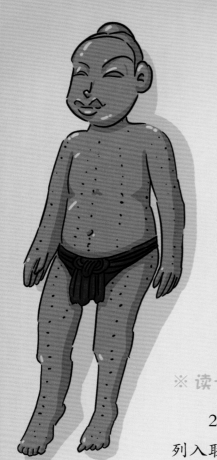

走向世界的中医

——中医针灸进入世界
非物质文化遗产名录

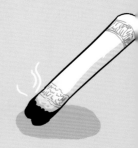

※ 读一读

　　2010 年 11 月，"中医针灸"被列入联合国教科文组织人类非物质文化遗产代表作名录。京剧、昆曲、书法、篆刻、珠算、皮影戏、端午节、二十四节气等传统文化内容也先后位列其中。这些我们引以为傲的中国元素，正一步步走向世界，得到认可和尊重。

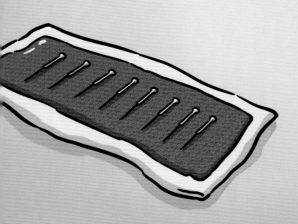

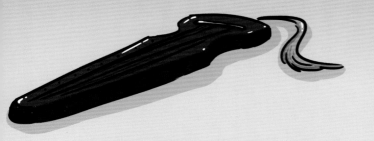

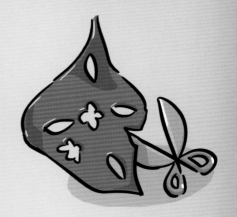

※ 读一读

　　针刺和艾灸合起来就是针灸。远古时期，人们偶然被一些尖硬物体如石头碰撞到身体表面某个部位出现意想不到的疾病减轻，或在用火过程中被烘烤烧灼的局部疼痛开始缓解，古人开始有意识地进行刺激，并不断摸索记录，穴位、经络被发现，针灸形成了。千百年来，这个靠谱的外治法一直为中华儿女的健康保驾护航。

※ 说一说

　　你认为什么是中国传统文化，能够代表中国走向世界？

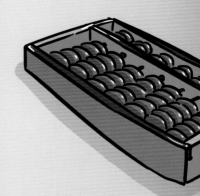

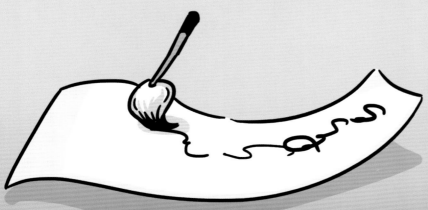

古代神医知多少

——扁鹊是最高明的医生吗？

※ 读一读

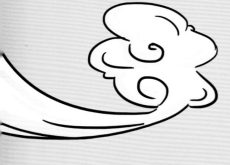

魏文王问扁鹊："你家兄弟三人，谁的医术最高明？"扁鹊说："大哥最高，二哥其次，我最差。大哥在疾病发作前就已经察觉，人们不知道他能预防疾病，所以名气无法传出去。二哥在疾病初起时治疗，人们认为他只能治轻微的小病，所以他的名气只在乡里。而我在病情严重时治疗，人们看到我在经脉上针刺放血、在皮肤上敷药，以为我的医术最高明，名气因此响遍全国。"

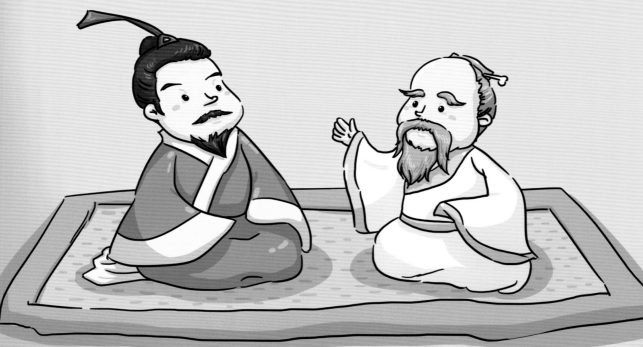

※ 读一读

　　中医经典著作《黄帝内经》提出"不治已病治未病"，告诉我们如果得了病再去治疗，就好像口渴了去凿水井，要打仗了去造兵器，行动得太晚了。因此，我们要学会"治未病"，一是未病先防，就是早睡早起、荤素搭配、劳逸结合，以强健身体，预防疾病；二是既病防变，就是生病了不能讳疾忌医，要及时治疗防止加重和转变；三是病后防复，就是痊愈了也要注意调理，防止复发。

※ 说一说

　　你知道哪些预防疾病的方法呢？

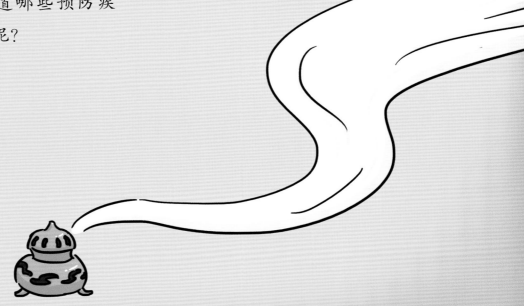

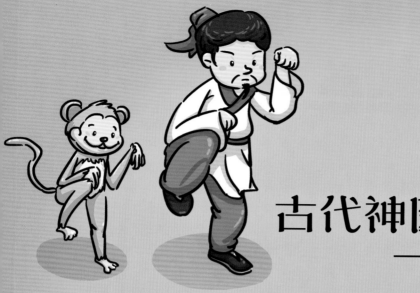

古代神医知多少
——华佗与古代体操

※ 读一读

　　小朋友们每天都要做广播体操吧？你知道古代的体操什么样子吗？有一套神医华佗编创的五禽戏，就是模仿虎、鹿、熊、猿、鸟五种动物的形态动作进行锻炼，是不是觉得很有意思？华佗的学生吴普每天坚持练习，年近百岁仍耳聪目明、齿牙完坚。

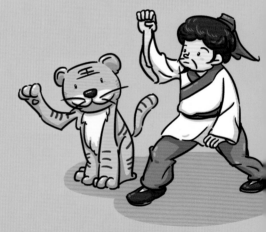

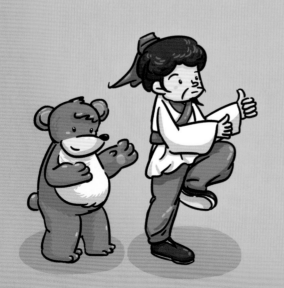

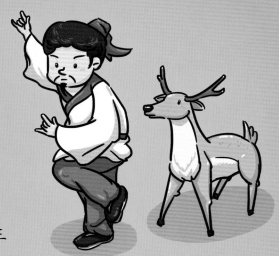

※ 读一读

五禽戏动作编排按照《三国志》虎、鹿、熊、猿、鸟的顺序，动作数量按照南北朝名医陶弘景《养性延命录》的描述，每戏两个，共十个动作，分别仿效虎的威猛、鹿的安舒、熊的沉稳、猿的灵巧、鸟的轻捷。2011年，五禽戏入选第三批国家级非物质文化遗产保护项目。

※ 做一做

你会做五禽戏吗？你还会做哪些体操？

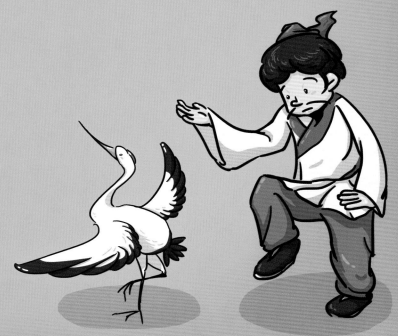

从前的中医大夫什么样子？

——一手好字，二会双簧，
三指按脉，四季衣裳

※ 读一读

过去，老中医带徒弟有四个要求："一手好字，二会双簧，三指按脉，四季衣裳。"

一手好字是指有一定的书法功底。中国人讲究字如其人，很多名医也是大书法家，比如清代的傅山。练好书法不但可以养家糊口、成名成家，还能触类旁通、提高悟性，有助于阅读一些深奥的医书。

二会双簧指练好"童子功"。要成为一名合格的中医，必须从入门开始，反复背诵汤头歌诀、经典篇章，背得像说双簧一样流利。

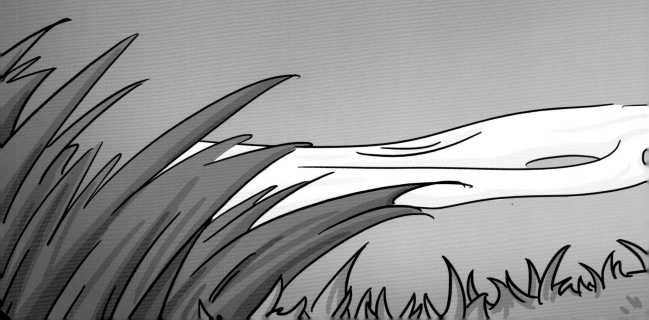

※ 读一读

三指按脉指"望闻问切"中的切诊，也叫脉诊，是中医非常重要的诊病方法。脉诊分为三部九候，全靠大夫三根手指按压体会，比较抽象，需要小学徒不断地练习、摸索和总结。

四季衣裳是指诊察疾病时要记住三因制宜，即因人而异、因地而异、因时而异。要根据病人体质的强弱、性别年龄的区别、东南西北不同地域、春夏秋冬不同时令特点而灵活用药。

※ 说一说

你找中医看过病吗？与西医看病有什么不一样的地方？

从前医生在哪里工作?
——太医、坐堂医、铃医……

※ 读一读

古代医生的工作地点从别人对他的称呼上就能分辨出来。在皇宫里专门服务皇帝和他的家人的，称为御医。在药店里为老百姓诊脉看病的，称为"坐堂医"。"坐堂医"起源于汉代医圣张仲景。他曾任长沙太守，当时瘟疫横行，为了救治百姓，他钻研医学，坐在办公的大堂上为病人诊脉开方，办公行医两不误。后人因为崇敬张仲景的精湛医术和高尚医德，便仿效他，把在药店诊病的医生称为"坐堂医"，把药店称为"堂"。还有一种医生，每天背着行医布囊，手摇串铃，走街串巷为老百姓除灾治病，称为"铃医"，也叫"走方医""江湖郎中"。扁鹊、华佗、孙思邈这些赫赫有名的古代医生都是典型的铃医。

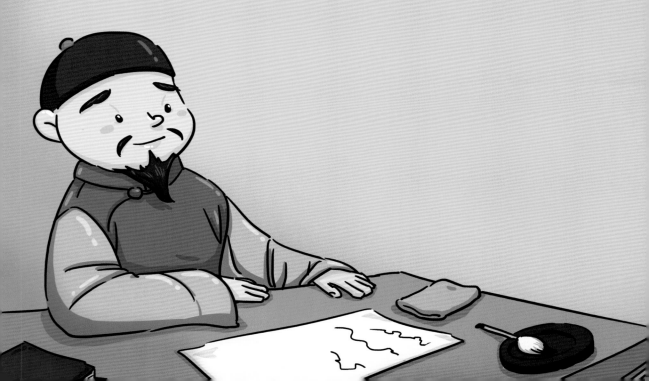

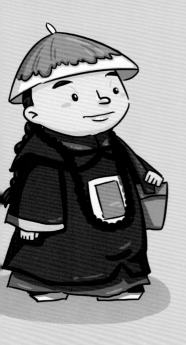

※ 读一读

相传有一天，药王孙思邈走在树林里，突然被一只老虎挡住去路。老虎不但没有伤害他的意思，还表情痛苦，张着大嘴，哀求地看着他。孙思邈壮胆一看，原来一根骨头卡在老虎喉咙里。于是，他将套在药箱上的铜铃撑在虎口，然后把手从铜铃中间伸进老虎嘴里，一下把骨头拔了出来，老虎疼得一合嘴，正好咬在铜铃上，没有伤到他，铜铃因此也叫"虎撑"。之后，很多江湖郎中也摇动类似的铁环作为行医的标志，表明自己是药王弟子或者有同样高超的医术。但时至今日，江湖郎中已有贬义，多指医术不精、招摇撞骗之人。

※ 说一说

你还听过哪些古代医生的称呼？

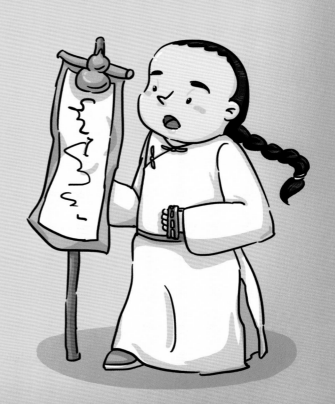

杏林初探寻中医

图书在版编目（CIP）数据

杏林初探寻中医 / 阚湘苓 , 国华主编 . —北京 : 中医古籍出版社 , 2018.6
（讲好中医故事 / 阚湘苓 , 李淳主编）

ISBN 978-7-5152-1686-7

Ⅰ . ①杏… Ⅱ . ①阚… ②国… Ⅲ . ①中国医药学—基本知识
Ⅳ . ① R2

中国版本图书馆 CIP 数据核字（2018）第 050398 号

责任编辑　孙志波

封面设计　宝蕾元

出版发行　中医古籍出版社

社　　址　北京市东城区东直门内南小街 16 号（100700）

电　　话　010-64089446（总编室）　010-64002949（发行部）

网　　址　www.zhongyiguji.com.cn

印　　刷　中青印刷厂

开　　本　787×1092　1/16

印　　张　2.25

字　　数　27 千字

版　　次　2018 年 6 月第 1 版　2018 年 6 月第 1 次印刷

书　　号　ISBN 978-7-5152-1686-7

定　　价　29.80 元

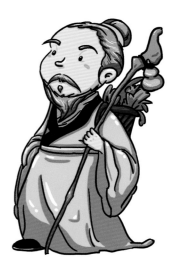